AF356853

OBSERVATION

D'URÉTHROTOMIE EXTERNE

UN ÉPANCHEMENT URINEUX
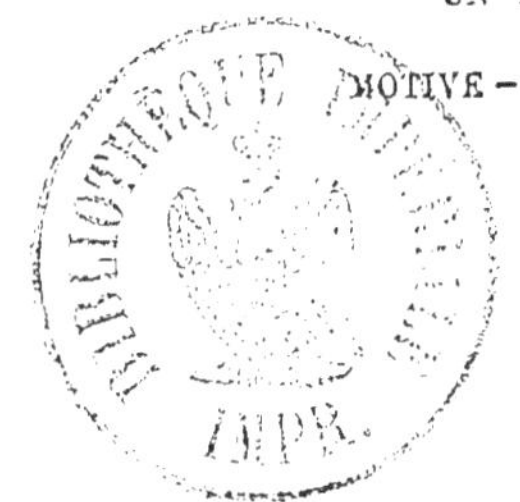
MOTIVE-T-IL CETTE OPÉRATION ?

PAR

LE Dr FÉLIX BRON,

Chevalier de l'Éperon-d'Or, ancien chef de clinique chirurgicale,
lauréat de l'École de médecine, ancien interne des hôpitaux de Lyon,
membre de la Société impériale de médecine
et de la Société des Sciences médicales de Lyon, membre correspondant
de la Société impériale de médecine de Bordeaux ,
de la Société de médecine et de chirurgie
de Montpellier, etc.

LYON

IMPRIMERIE D'AIMÉ VINGTRINIER

RUE BELLE-CORDIÈRE, 14

1866

OBSERVATION

D'URÉTHROTOMIE EXTERNE

Tant que le traitement des rétrécissements n'aboutira pas à la cure radicale dans la majorité des cas; tant que la période qui s'écoule depuis l'opération jusqu'à la guérison divisera les esprits en multipliant les procédés, les observations de malades auront un intérêt d'actualité.

L'opération et les soins consécutifs méritent donc toute notre attention, et le fait que je raconte ici nous fournit plus d'un enseignement à ce double point de vue. De plus, comme il date déjà de deux ans et demi, nous pouvons apprécier le résultat définitif qu'on peut attendre de la méthode mise en usage.

SOMMAIRE.

Abcès urineux du périnée ; rétrécissement de l'urèthre ; dilatation ; accès de fièvre ; incision de l'abcès ; le canal est disséqué par la suppuration et paraît malade dans toute son épaisseur ; uréthrotomie externe au niveau de l'abcès ; uréthrotomie interne dans la partie anté-

ricure; cautérisation au fer rouge de la plaie périnéale; inconvénients de la sonde à demeure ; à quels signes on reconnaît qu'on doit la retirer ; comment se cicatrise la plaie uréthrale; simplicité des suites ; guérison au bout de 14 jours; elle est définitive. — Réflexions sur les opérations que motivent les épanchements urineux, conséquences d'une lésion de l'urèthre.

. M. B..., âgé de 46 ans, employé à la Condition des soies, a eu plusieurs blennorrhagies dans sa jeunesse. Il y a douze ans, il en a pris une autre dont il ne s'est jamais complètement guéri et à la suite de laquelle le jet d'urine a diminué progressivement. Il ne s'en est toutefois jamais préoccupé.

Au mois de décembre 1863, il a pris un nouvel écoulement qui a réduit très-rapidement le jet au volume d'un fil. Soit alors par le fait de la gêne occasionnée directement par le gonflement inflammatoire, soit aussi parce que l'inflammation a amené le ramollissement des tissus, il s'est fait une fissure au canal, et il est survenu, il y a dix jours, une tumeur au périnée. Je la constate le 24 février 1864, jour où M. B... est venu me consulter pour la première fois.

Elle a, y compris le gonflement du tissu cellulaire sous-cutané, le volume d'une noix, un peu aplatie sur les côtés, ce qui lui donne une forme allongée d'avant en arrière. Elle est dure à la pression, peu sensible et d'une fluctuation difficile à apprécier. La peau qui la recouvre est saine.

Je fais uriner le malade devant moi. L'urine sort moitié

par un jet fin et saccadé, moitié goutte à goutte. A son passage, M. B... accuse une vive douleur au périnée.

Je le sonde ensuite avec différentes petites bougies, et ce n'a été qu'après beaucoup de tâtonnements que je suis arrivé à passer une baleine ayant un millimètre un tiers de diamètre.

Ce premier résultat, quoique petit, m'a donné tout d'abord l'espoir de traiter le mal sans arriver à une opération radicale. « Je vais, lui dis-je alors, tâcher de dilater votre rétrécissement. Comme la tumeur s'est développée lentement, peut-être ne fera-t-elle plus de progrès quand l'urine coulera plus librement. Ce premier traitement, d'ailleurs, nous permettra d'apprécier l'état de votre canal. Si la tumeur grossit, au contraire, je vous opérerai bien vite. »

Je tentai donc la dilatation ; mais je fus arrêté par un violent accès de fièvre qui survint le 3 mars, et la tumeur, au lieu de diminuer, se développa encore.

Je proposai alors l'opération, et je la fis le 6 mars 1864, assisté des docteurs Dulin et Coutagne. L'éthérisation fut confiée à M. Chaix, pharmacien.

La tumeur, à ce moment, avait le volume du poing ; elle était manifestement fluctuante. Les bourses, œdématiées, masquaient à la vue le gonflement périnéal. J'introduisis la baleine qui avait déjà pénétré et je fis sur la ligne médiane du périnée une incision longue de près de huit centimètres. Il s'en échappa du pus, du sang et de l'urine.

Avec le doigt, je cherchai ensuite à m'orienter dans cette immense poche qui s'était formée là, et après avoir injecté de l'eau froide pour permettre à la vue de venir en aide au toucher, je suis parvenu à reconnaître que le canal avait été disséqué par la suppuration et isolé des tissus environnants. Il était épais, noueux et très-dur.

Devais-je borner là mon opération, ou fallait-il ouvrir le canal ? Ne considérant que l'abcès, je n'avais rien de plus à faire. Mais la baleine était très-fortement serrée encore, malgré l'issue du liquide qui entourait le canal, et nous ne pouvions espérer la guérison du rétrécissement par la dilatation. Je pris l'avis de mes confrères, et après un court échange d'impressions personnelles, j'incisai l'urèthre dans une étendue proportionnelle à la plaie extérieure. J'ai aggrandi ensuite cette incision en arrière, guidé par une sonde cannelée et, avec mon uréthrotome introduit par la plaie, j'ai incisé la partie antérieure du canal. Cette dernière incision, qui ne pouvait être faite à ciel ouvert, à cause des bourses, s'est prolongée jusqu'à 8 centimètres environ du méat. J'ai passé ensuite et sans peine une sonde de Mayor de 7 2/3 millimètres de diamètre. J'ai vidé la vessie et je l'ai injectée d'eau tiède. J'ai cautérisé ensuite au fer rouge tous les tissus fongueux ou indurés qui entouraient la plaie.

7 mars. L'éthérisation a donné des malaises qui se sont prolongés une partie de la nuit, et a occasionné de l'insomnie. A part cela, M. B. se sent très-bien. La peau a une chaleur normale et le pouls bat 76 pulsations. L'urine s'est écoulée sans douleur et abondamment par la plaie.

Je reste deux jours sans le sonder, pour ne pas augmenter par le cathétérisme les appréhensions que nous donne déjà le traumatisme de l'opération.

Le 9 mars, je sonde M. B... avec une sonde de Mayor de 7 2/3 millimètres. Au niveau de la plaie, je la guide avec le doigt et elle parvient facilement jusqu'à la vessie, sauf une petite résistance que j'éprouve à 3 ou 4 centimètres du méat. Je la laisse cinq minutes en place.

Le 11, je passe une sonde de 8 2/3^{mm} qui n'éprouve pas plus de difficulté. Depuis, je l'ai passée chaque jour ; et, me croyant à l'abri des premiers accidents, je prescris, pour être fait pendant tout le cours du traitement : 1° chaque matin, un lavement ; 2° dans la journée, un bain de siége ; 3° de fréquentes lotions avec une décoction de quina et de feuilles de noyer.

Jusqu'au 16, rien n'a attiré notre attention. M. B... ne souffrait pas et mangeait comme à l'état de santé. Ce jour-là (10 jours après l'opération), il nous annonce que l'urine, dans la proportion d'un dixième, est passée par la verge.

La plaie, entièrement détergée, est moins douloureuse, et le passage de la sonde est moins pénible.

A partir du 21 mars (14° jour de l'opération), l'urine est passée en totalité par la verge. A de rares intervalles, quelques gouttes se sont encore échappées par la plaie jusqu'au 26 ; puis le cours a été complètement et définitivement rétabli. La plaie, à cette époque, était superficielle et réduite à la dimension d'une pièce d'un franc.

Nous avons tout lieu de croire, cependant, que profondément, la cicatrisation n'était pas encore faite ; car, après avoir uriné, M. B... était obligé de presser avec la main pour chasser l'urine que renfermait encore le canal ; et, quand il s'asseyait sans prendre cette précaution, elle s'échappait d'elle-même par le méat. Il nous a donc fallu, malgré la guérison apparente, insister longtemps encore sur le cathétérisme pour prévenir autant que possible la récidive dans l'endroit opéré. Cette insistance était encore motivée par la résistance que nous avons signalée plus haut dans la partie antérieure du canal. Nous ne pouvions, dans cette région où le cathétérisme ne présente jamais de difficulté, l'attribuer qu'à un rétrécissement peu avancé qui avait passé inaperçu au moment de l'opération, à cause de son peu de développement et du petit volume des instruments. Je la passai donc pour ce double motif, et, une fois introduite, je la laissai une demi-heure en place.

Ce temps était trop long ! et M. B..., qui n'accusait aucune souffrance du passage de la sonde, se plaignait vivement de son séjour. Au bout d'un quart d'heure, en effet, elle donnait au canal une sensation de chaleur, puis de brûlure qui se prolongeait une partie de la journée et occasionnait souvent une agitation générale.

Je lui conseillai donc de se guider sur ses sensations et de la retirer dès qu'il commencerait à se manifester de la chaleur. Il l'a laissée depuis de 15 à 20 minutes et n'a plus éprouvé le moindre malaise.

25 mars. Embarras gastrique. On le dissipe au moyen de purgatifs.

C'est là le dernier incident du traitement. Les choses se sont passées ensuite aussi simplement que possible. J'ai introduit la sonde tous les deux jours jusqu'au 1er avril, et deux fois seulement par semaine depuis cette époque.

Le 7 avril, j'ai examiné M. B... avec le docteur Coutagne. Voici ce que nous avons constaté :

La plaie était complètement cicatrisée. Le périnée ne présentait pas d'autre dureté que celle d'une cicatrice récente. M. B... urinait librement et son jet était gros et franc. Il était cependant obligé de presser encore avec la main pour expulser les dernières gouttes.

Nous l'avons sondé ensuite avec une sonde de 8 2/3 millimètres de diamètre, qui, malgré son énorme calibre, ne nous a paru serrée en aucun point. Bien plus, nous avons constaté avec une bougie à boule que non seulement le canal était large, mais plus large peut-être dans la partie opérée, et nous avons gardé cette conviction qu'il existait là une ampoule qui diminuerait probablement avec le temps, mais où s'accumulait encore l'urine à son passage.

Le 14 avril, M. B... a repris ses occupations habituelles, et depuis il n'a éprouvé aucun malaise du côté des organes urinaires (8 mai 1865) (1).

---

(1) *Janvier 1866*. M. B..., depuis un an, ne s'est sondé qu'une seule fois : « Ce n'est pas, m'a-t-il dit, par négligence, mais parce que je n'en ai pas besoin. »

J'ai constaté moi-même que la sonde (8 2/3 millim. de diamètre) entrait avec la même facilité qu'il y a un an.

L'urine séjourne encore après la miction dans la poche uréthrale que nous avons signalée plus haut, mais en moins grande quantité.

Au sujet de cette observation intéressante à plusieurs points de vue, je ne veux aujourd'hui soulever que la question suivante :

Convient-il, quand il y a un épanchement urineux, de l'ouvrir uniquement, puis de traiter le rétrécissement par les méthodes usuelles ? — ou bien, faut-il du même coup attaquer la cause et l'effet en incisant l'épanchement et le rétrécissement ?

En cela comme en toutes choses, il y a des nuances dont il faut tenir compte. C'est la lésion du canal qui produit l'abcès ; donc l'épanchement ne guérira que si la lésion du canal n'existe plus. Partant de là, nous posons ce principe qu'il faut attaquer d'abord le rétrécissement. Mais dans certaines circonstances, — et ce sont les plus nombreuses, parce que bien des malades ne réclament des soins que pour les conséquences et non pour la cause, — les accidents qu'on observe du côté du périnée sont tellement urgents, que la cause qui les a produits disparaît. Faudrait-il donc, pour être logique, abandonner une infiltration, un abcès urineux, voire même une fistule, pour ne s'occuper que du rétréeissement ? Telle n'est pas l'opinion généralement acceptée. Il faut au contraire, — et c'est là un point sur lequel tout le monde est d'accord,— inciser le plus tôt possible la région où s'est fait l'épanchement, même quand il n'est pas considérable et que les tissus ne présentent aucune altération. Si on est assez heureux pour être appelé dans le début du mal, si le canal permet l'introduction d'une sonde, on l'introduit pour vider la vessie et on dilate progressivement le canal ensuite.

Tout ceci ne présente aucune difficulté ; et comme la fonction urinaire se fait, il n'y a aucune nécessité d'intéresser l'urèthre dans cette opération.

Dans ces conditions, en effet, le canal est libre à la sonde et l'épanchement urineux n'est que la conséquence de petits abcès développés dans les cellules uréthrales ; ils détruisent les parois du canal et creusent une ouverture qui livre passage à l'urine. On peut du moins l'expliquer ainsi. Inciser les tissus où existe l'épanchement, c'est dans ces cas arrêter et guérir le mal. Le canal, qui est accessible dans toute son étendue, est ensuite traité à loisir.

Jusque-là je ne crois pas que personne ne me contredise.

Mais si dans quelques cas les épanchements urineux surviennent à la suite d'un faible rétrécissement du canal ou même sans qu'il en existe, plus souvent quand on est appelé à les soigner, on a affaire en même temps à un rétrécissement ancien, quelquefois très-étroit. Faudra-t-il alors en renvoyer le traitement et ne s'occuper que de l'infiltration ou de l'abcès ?

Tous les chirurgiens sont d'accord sur ce point qu'il faut inciser toujours et tout d'abord l'épanchement urineux, sous quelque forme qu'il se présente ; mais ils ne sont plus d'accord quand il s'agit du canal lui-même. Ici toutes les opinions ont eu leurs défenseurs.

Pour moi, je crois qu'on doit intéresser le canal dans l'incision et couper du même coup le rétrécissement. — Peut-on en effet espérer le guérir différemment ? — Il est reconnu que ces lésions, quand elles sont anciennes, ne sont presque plus accessibles à la dilatation, qui les modifie peu et ne les guérit jamais; bien plus, qu'elles provoquent des abcès de fièvre (*Remarque sur la cause, la nature et le traitement de la fièvre qui survient après le cathétérisme*, p. 31 et 32.) qui sont d'autant plus fréquents et plus graves que le rétrécissement est plus ancien et avancé dans son organisation. Quel avantage aurait-on du reste à inciser l'épanchement urineux seul ? On ne détruirait pas le mal. L'obstacle qui persisterait dans le canal transformerait forcément l'ouverture de l'abcès en fistule, qui à son tour nécessiterait de nouvelles opérations. — Et qui peut prévoir toutes les complications possibles dans ces cas ?... Il faut donc inciser le rétrécissement.

Mais pour faire cette incision, si on ne profite de l'ouverture périnéale, il faut pouvoir passer un instrument d'un certain volume, et pour cela il faut avoir recours préalablement à la dilatation. On tourne alors dans un cercle vicieux et on est sans cesse ramené à confondre tous les malades dans une seule catégorie, ou le canal est perméable et la vessie accessible, — ce qui n'est pas.

Un exemple est venu à point pour faire comprendre ma pensée et comparer les deux méthodes.

— Au moment où j'ai opéré M. B. un de mes maîtres dans les hôpitaux était appelé par un confrère de la ville auprès d'un malade qui était dans la même position, avec cette seule différence qu'il urinait *un peu* et *sans grande douleur*.

Eu égard à cette considération, confiant dans l'avenir, et aussi pour ne pas effrayer le malade déjà démoralisé, il fut décidé qu'on renverrait le traitement du rétrécissement et qu'on inciserait uniquement l'abcès comme un abcès ordinaire. L'abcès fut incisé. Mais quel ne fut pas l'étonnement du chirurgien et les angoisses de l'entourage quand on reconnut les obstacles du canal. Pendant près de deux mois, aucune sonde ne put les franchir et arriver à la vessie. Puis il y eut, comme dans les cas difficiles, des jours heureux et des jours malheureux où la sonde ne passait pas. Enfin on profita du passage d'une bougie à boule métallique pour érailler par le va-et-vient les points culminants, ce qui permit de faire ensuite une dilatation suivie. — Au bout de 4 mois, on était arrivé à passer une sonde de 3 1/3 millimètres de diamètre et actuellement encore (en janvier 1866), le malade est obligé de se sonder tous les 2 à 3 jours.

Je n'ai pas à discuter cette observation dont je ne connais les détails que par la conversation ; mais à ceux qui préfèrent cette manière d'agir, je leur dirai que c'est un beau résultat de patience auquel on ne peut pas même toujours prétendre ; car, en dehors des conditions sociales où le temps est une question de premier ordre, il faudrait encore, pour apprécier la position, faire un rigoureux parallèle entre toutes les méthodes de traitement et les accidents qu'elles entraînent.

Eh bien ! je le demande, — en admettant même que le chirurgien soit libre de son choix ; que le cas ne soit pas de ceux où l'on fait ce qu'on peut et non ce qu'on veut, — un malade ayant un épanchement urineux, résultat d'un rétrécissement difficile à franchir et intéressant le canal dans toute son épaisseur, court-il moins de danger s'il est soumis successivement à l'incision de l'épanchement urineux, puis à la dilatation du rétrécissement, puis à l'incision interne du canal, puis au traitement consécutif, que si du même coup on incise l'épanchement et le rétrécissement ?

Dans la première méthode, c'est une série d'opérations qu'il faut faire dans des conditions morales de plus en plus mauvaises, toutes suivies du cortége lugubre des complications possibles qui sont d'autant plus nombreuses et menaçantes qu'il faut y revenir plus souvent ; dans la seconde, au contraire tout est simplifié, il n'y a qu'un seul traumatisme, et on enlève au malade, — ce qui est bien quelque chose ! — cette inquiétude continuelle du lendemain. L'urine a une issue facile; le canal est libre. Il n'y a plus de fièvre possible autre que la fièvre du premier jour, et on n'a plus d'autre préoccupation que la propreté de la plaie. Le choc violent, si terrible qu'il paraisse, est par ce fait moins à redouter, parce qu'il est mieux supporté qu'un long et pénible traitement entremêlé d'opérations, si innocentes qu'on veuille les faire ! — Dans ce cas, du reste, le tissu spongieux du canal et toutes les membranes qui le constituent sont condensés en un tissu fibreux, ce qui enlève à l'opération la seule gravité qu'elle a réellement dans les cas ordinaires d'incision profonde de l'urèthre.

En résumé :

1° Dans tous les cas il faut inciser un épanchement urineux, sous quelque forme qu'il se présente, infiltration ou abcès ;

2° Si le canal est accessible à la sonde, on peut momentanément borner là son opération ;

3° Si le canal, au contraire, est obstrué, si le rétrécissement surtout envahit toutes les membranes qui le forment et les condense en un tissu fibreux, il est avantageux d'inciser le rétrécissement en même temps que l'épanchement urineux, de faire par conséquent la boutonnière.

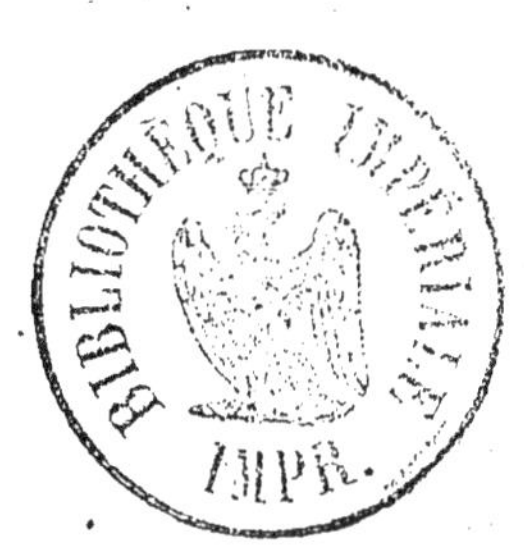

130